AF295996

LES NOUVELLES DESCOUVERTES

DU SIEUR

CADET DE BEAVPRE

OPERATEUR MANUEL ET CHYMIQUE

Suivant les Troupes & Armées de Sa Majesté ; lesquelles enseignent la maniere de guerir les Maladies qui arrivent au corps humain, & trente-deux Conseils pour conserver la santé, & prolonger la vie de tous, en faveur des Pauvres.

DEDIE'ES AUX DAMES RELIGIEUSES HOSPITALIERES de Lannion en Bretagne.

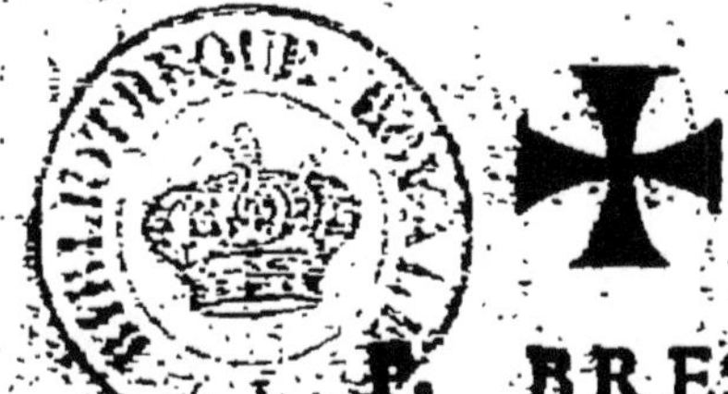

A BREST,
de l'Imp. de P. DE PLOËSQUELLEC, premier Archy-Typograp. de Bretagne Armorique en son exercice actuel proche le Pont deBourret à Morlaix. 1693.

AU SIEUR CADET DE BEAUPRE',
Medecin Chymique & Operateur
suivant les Troupes & Armées de Sa
Majesté, sur la charité qu'il a pour les
Pauvres.

Royal Operateur facile & veritable,
  Qu'aujourd'huy la Bretagne t'a d'o-
bligation ;
Parce que ta Noble passion
Brûle d'un Amour charitable.
La santé des mortels te produit cét Amour,
En montrant les erreurs que cause l'igno-
    rance,
Tu fais voir ta science
Fleurir malgré l'envie à Brest chaque jour.

Poursuis, vray Rejetton d'une Personne
  Illustre
    Tes nobles sentimens,
Tu t'eterniseras jusues au dernier lustre
    Dans les bons jugemens,
Ecrase l'ignorance, & abime en ton Pré
    Par tes braves efforts
    Les assassins des corps
Leur faisant voir qu'il n'est qu'un seul
  Cadet Beaupré.

Par son Serv. G. Priou D. E. T. D. P.

5

EPITRE.

Mesdames,

Comme vous possedez toutes les Vertus
ensemble, vos Heroïques actions en ren-
dent tous les jours des preuves & des té-
moignages irreprochables : Cela se voit
clairement dans l'administration de vôtre
Hôpital ; ce qui me fait dire avec la voix
Publique, que c'est un don que le S. Esprit
vous a fait de son amour, que vous répan-
dez ensuitte avec tant de zele sur les Pauvres Malades, ausquels vous servez de
Pere par vôtre prudence & merveilleuse
conduite, de Mere, par vôtre amour, &
de Frere, par les soins que vous prennez de
les visiter jour & nuit. Aprés cela MES-

A iij

DAMES, je me persuade volontiers que vous aurez assez de bonté d'accepter un pauvre petit Livret, qui porte sur son front la Charité, puisqu'il est fait en faveur des Pauvres. Donnez-luy donc vôtre Protection, & vous ferez envers luy l'office de Mere, ayant encore son Pere qui vous le presente, & vous remercie des bienfaits qu'il a déja reçûs de vos affections, esperant encore quelques jours des fruits de ce bel arbre de Charité que vous cultivez & conservez avec un si grand soin; si vous aimez l'Enfant, vous agréez le Pere, lequel après tous ses vœux pour vos prosperitez, ne desire de vivre que pour avoir l'honneur de se pouvoir dire avec tous les respects qui sont dûs à des Personnes de vos merites,

MESDAMES,

Vôtre tres-humble & tres-affectionné Serviteur CADET DE BEAUPRÉ, Operateur.

Pour la Migraine & maux de Tête.

PRENEZ de la Betoine & de la Vervaine mâle contusée, de chacune partie égale, que vous arrouserez avec suffisante quantité de vinaigre, & que vous appliquerez en forme de cataplâme sur la partie affligée, & il appaisera les douleurs de tête.

Contre l'Epilepsie.

Prenez de la Coriande préparée, deux dragmes, Zodoaria, Semence de Pivoine & de Pourpier, de chacun une dragme, racleure de crane humain & ongle d'Helan, de chacun trois dragmes, & les mettez en poudre, & la dose est de deux dragmes, avec deux onces d'eau distillée de Rhuë & de Pivoine.

Contre l'Apoplexie.

Prenez de la Nicotiane, & en tirez la teinture avec de l'eau-de-vie rectifiée, & en donnez deux dragmes au Malade avec du Miel, & elle fera tomber à l'instant une grande quantité de mucositez de la tête, & si on reïtere ce Remede, on délivrera de l'Apoplexie, principalement si elle n'est pas forte, & si elle n'est pas mortelle.

Eau Opthalmique pour les yeux, nouvelle découverte.

Versez dans un grand Matras à long col, une chopine de bon vin rouge, une chopine d'eau Rose, deux onces de de chacune des eaux de Chelidoine, de Fenoüil & de Fraise, trente grains de clouds de Gerofle, & autant de fleur de Romarin, demie once de sucre Candie, de Conserve rouge, une pincée de Roses de Proüin, trois dragmes d'Aloës sicotrain en poudre, deux dragmes de Tutie preparée & pulverisée, deux dragmes de Camphre, & trois dragmes de Vitriol Romain. Bouchez bien vôtre vaisseau, mettez-le en digestion au Bain marie, pendant cinq ou six jours, & l'exposez au Soleil depuis le mois de Juin jusqu'au mois d'Aoust ; aprés quoy, vous coulerez la liqueur dans un linge blanc bien serré, ou dans une chausse bien nette sans en rien exprimer, & la conserverez au besoin dans un vase de terre bien bouché. Cette eau guerit toutes les maladies qui arrivent aux yeux, & mange les tayes, & éclaircit la vûë.

Pour les débilitez d'estomach, & courte haleine.

Prenez graine de Geniévre bien meure, & la concassez dans un mortier, les mettez dans un vaisseau capable de les contenir, avec l'eau de laquelle on les remplira, enforte que ladite graine trempe toute, & la laissez l'espace de trois ou quatre jours boüillir, ce qu'elle fera comme du moust, & jettera l'écume, aprés passez le tout par un linge; & prenez l'eau qui en sortira, faites tout boüillir dans un chaudron, qu'elle s'incorpore & devienne comme miel clair, de quoy il faut prendre le soir & le matin avec une cüilliere, hors des grandes chaleurs.

Pour la Pluresie.

Prenez le poids d'un écu d'or, de la graine de Cresson, pilez-la dans un mortier de marbre; mettez-la infuser dans un verre de vin blanc pendant deux heures, donnez-la au Malade le matin à cœur jeûn, ou le soir deux ou trois heu-

A v

rés aprés qu'il aura pris quelque chose.
Le meilleur est de la prendre le soir.

Pour la Paralysie & douleurs de membres.

Prenez une pinte de jus d'Hieble, &
deux livres de Beurre frais de May, que
vous mettrez dans un chaudron sur le
feu : lorsque le Beurre sera fondu, mettez y plein un plat de vers de terre, &
une douzaine & demie de Limax rouges,
que vous laverez ensemble dans une
chopine de vin blanc ; faites tout boüillir tant que le jus d'Hieble soit consom-
mé, & que l'Onguent soit d'un beau
verd ; passez le dans un linge sans beau-
coup le presser, & le mettrez dans un
pot. Quand on voudra s'en servir, il
faudra en faire fondre sur une assiette, &
se frotter l'endroit douloureux, & mettre un linge chaud par dessus, qu'il ne
faudra point changer afin qu'il soit plus
gras.

Pour l'Hydropisie.

Pulverisez & mettez ensemble huit
onces de Cristal de Tartre, & quatre
onces de Sel de Tartre fixe, & mettez
ce mélange dans un pot de terre vernissé,
& ayant versé dessus environ trois livres

d'eau commune, faites boüillir la matie-
re doucement pendant demie heure, puis
l'ayant laissée refroidir, filtrez-la, &
faites évaporer la liqueur jusqu'à siccité,
il vous restera un sel blanc au fond, que
vous garderez dans une phiole : la dose
est depuis dix grains jusqu'à deux scru-
pules dans un boüillon, ou dans quelque liqueur appropriée.

Pour la Toux, l'Asme & Poulmonie.

L'Esprit de Souffre donné au nombre
de six goutes dans l'eau de Melisse & de
Pavot rouge, est un Remede singulier.

Calcul & Pierre.

Prenez racines d'Asperges, Saxifrage,
Virga orea & Milium Solis, de chacune
deux livres, le tout avec leurs racines,
vinaigre squillitique, trois livres, suc
de Limons, trois livres, Vers brûlé, Bol
de montagne, de chacune une livre, con-
tusez le tout ensemble & le distillez : La
dose de cette eau, est depuis deux dragmes jusqu'à demie once, dans du vin ou
décoction aperitif.

Pour la Colique.

Esprit de vin, une dragme, Esprit de
Nitre, demy scrupule, Eau tiede, trois

onces, mêlez-le tout ensemble, & le ferez avaler au Malade, le bien couvrir, il suëra fort, & tout d'un coup il ne sentira plus de mal.

Febrifuge universel.

Mettez dissoudre à chaud dans deux vaisseaux differens remplis chacun d'une chopine d'eau de fontaine, une once de Sel de Tartre, & autant de Sel Armoniac; filtrez vos liqueurs à part, & les conservez dans des vaisseaux bien bouchez : la dose est de chacune liqueur, deux dragmes dans un boüillon clair & dégraissé, & qu'on les couvre bien ensuitte.

Autre Febrifuge universel.

L'Alun crud donné depuis demy scrupule jusqu'à une scrupule dans de l'eau, ou décoction de petite Centaurée, trois heures avant l'accez, est un Remede tres-recommandable pour toutes les Fiévres.

Pour la Verolle & tous ses accidens.

Sublimé doux, demie once, Trochique d'Agaric une once, poudre de Jalap demie once, poudre de Colloquinte, deux dragmes, Sucre fin & purifié, de-

mie livre, Gomme Tragant, une dragme & demie, diſſoudez ladite Gomme
dans l'eau purgative diſtillée faite avec
le Turbic, les Camoé & la fleur de Pê-
ché, mêlez cependant du précipité, &
les poudres avec le Sucre dans un mortier de pierre ou marbre avec ſon pilon
de buis. & verſez par deſſus ladite Gomme diſſoute, mêlant & agitant tout en-
ſemble, & enfin enſuitte des Trochi-
ques : la doſe eſt de demie dragme qu'il
faut prendre le ſoir avant ſe coucher,
c'eſt-à-dire deux heures aprés ſoupé. Ce
Remede eſt admirable pour l'Hydropi-
ſie, & auſſi pour appaiſer les douleurs
de la Goutte.

Pour traiter les maladies des Mammelles.

Prenez de l'Ache, Fenoüil, Perſin,
Mauve & Guimauve avec leurs racines,
de chacun une demie poignée, feüilles
de Laurier, fleurs de Camomille de chacun une poignée ; faites cuire le tout
dans ſuffiſante quantité d'eau, & aprés
faumentez la partie affligée.

Pour les Ecroüelles & les Bronchocelles.

Borax & de la pierre & poudre d'E-
ponge de chacune partie égale, mais il

faut que la pierre d'Eponge soit calci-
née, & mêlez le tout ensemble, & en
donnez une dragme le matin à jeûn.

Et il en prendra de trois jours en trois
jours ; il faut prendre dudit Remede
l'espace de deux Lunes, & pendant l'u-
sage dudit Remede, il se faut faire un cataplâme avec les feüilles & les noix de
Cyprés en poudre, cuite en gros vin,
& mettre ledit cataplâme sur de la toile,
& en poudrez par dessus de la poudre
de Limaçon rouge. Continuez de même pendant les deux mois.

Pour les Hemorroïdes internes & externes

Demie once d'Onguent Rosat, & demie once de Sarcoolle, & un quart d'once d'huile de fleurs de boüillon blanc,
mêlez le tout ensemble & en faites un
Onguent, qu'il faut ensuite chauffer
pour s'en servir : si les Hemorroïdes sont
internes, il faut mettre dudit Onguent
avec un peu de cotton dans le fondement
& continuer une fois par jour, & si elles
sont externes, il les faut frotter avec une
plume.

Pour le Flux de Sang, Cours de ventre,
Diarés & Diffenterie.

Une dragme de graine de Taliftron,
qu'il faut mettre tremper dans un démy
ftié de vin rouge le foir, & le prendrez
le lendemain matin à jeûn, une heure
aprés un boüillon. Ce qu'il faut faire
trois jours de fuitte & ferez guery.

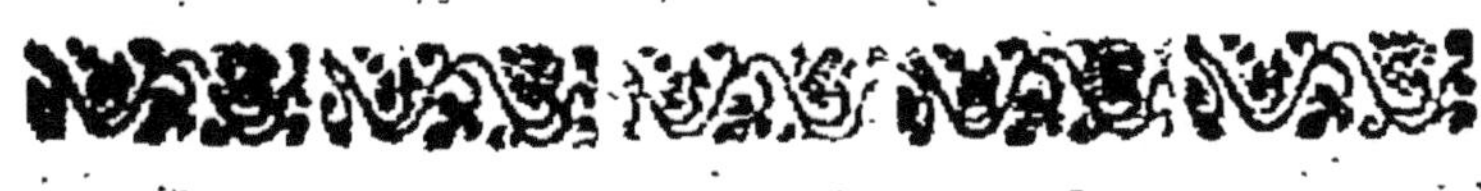

TRENTE-DEVX CONSEILS
dediez aux Pauvres.

1. D'Abord que vous ferez attaqué de
maladie, recourez aux Remédes :
car il eft bien plus facile d'arracher une
herbe qu'un gros arbre, & de vuider un
étang que la mer : fi le mal eft preffant
ou confiderable, addreffez-vous aux
Docteurs, Chirurgions ou Apoticaires,
ne vous amufez pas aux Remedes des
femmelettes, qui font de leurs Onguens
des felles à tous chevaux, & les abufent,
ne connoiffant leurs maladies.

2. Toutes maladies venuës par pleni-
tude ou abondance, veut être évacuée
par purgation ou diette : & fi ce font

tumeurs ou corps étranges, par l'Art de Chirurgie.

3. Souvenez-vous qu'en toute medecine pour le cerveau, recommandez l'agaric, &c. Pour la ratte & la mélancolie, le Séné & Epiteme, &c. Pour la bile, la Rubarbe. Pour le foye, l'Aloës. Pour les jointures, les Hermodactes & le Costus : & pour les eaux & hydropifies, les femences d'Hieble & de Sureau, & la racine d'Iris, &c.

4. Evitez la faignée aux hydropifies : mais aux fiévres chaudes non putrides & plurefies, c'eft le fouverain remede.

5. Gardez-vous de trop remplir vôtre eftomach de vin ou de viande, & tenez toûjours vôtre ventre libre.

6. Ayez les pieds toûjours fecs & chauds, mais la tête moderément.

7. Pour la teigne : faites une décoction avec l'herbe appellée apatum acutum & petafites, dont laverez chaudement la tête étant rafée, & fi le mal eft rebelle, touchez les marques avec huile de fouffre, puis mettre beurre noir par deffus.

8. Pour l'oüie : Laufarium non afa

rum, dit Cabaret de muraille, étant cuit avec eau, & en recevoir la fumée par l'oreille avec un entonnoir, c'est merveilleux aux surditez.

9. Pour les douleurs de tête : Pour divertir les maux de tête, usez de deux jours l'un, des Tablettes suivantes, le poids d'un écu à jeûn l'espace d'un mois. Faites fondre deux onces de Sucre avec un peu de Sirop Violat, & y mettez dedans poudre de fleurs de Sauge, Betoine & Soucy, Canelle, Guy de chêne, de chacune une dragme, six goutes d'huile d'Anis, & autant d'huile de Gerofle, étant bien mêlez, jettez tout sur une feüille de papier frotté d'un peu d'huile d'Amandes douces, la gardez & vous en servez au besoin.

10. Pour le mal caduc : la racine de Peoane mâle seiche & mise en poudre, y ajoûtant autant de crane humain d'une personne morte par violence, & en faites prendre pendant trois décours de Lune, tous les matins le poids d'un écu dans trois onces d'eau de Tillet, c'est un tres-souverain remede.

11. Pour les yeux, aux optalmis, rou-

geurs & foibleſſes, le poids d'un écu,
de Crocus metallorum infuſé dans trois
onces d'eau de Chelidoine, d'Eufraiſe
& Fenoüil, puis en mettez ſouvent dans
les yeux, c'eſt un remede ſans égal.

12. Pour les dents : mêlez un peu de
graine de Poreaux, Juſquiame, avec de
l'Encens, & en recevez la fumée avec
un entonnoir, que le bout poſe directe-
ment ſur la dent, & la douleur ceſſera.

13. Pour étancher le Sang : broyez
entre les mains de l'herbe Anagalis mâle, tant qu'elle commence à s'échauffer,
puis la poſer ſur le front: cela eſt aſſuré.

14. Pour les Ecroüeles : faites du Sel
des pierres qui ſont dans les Eponges &
en faites prendre au malade durant un
mois, tous les jours demie dragme dans
un boüillon à jeûn, & faites boire de
l'eau de Salcepareille durant ce temps :
mais il faut ſe purger deux ou trois fois
auparavant.

15. Pour la Sequinancie : un garga-
riſme fait avec des feüilles de Meurier,
eſt merveilleux : étrangler un Serpent
avec un filet de lin, mettre ledit filet au-
tour du col, guerit le même mal.

16. Pour rétablir le Foye : infusez du vin blanc & de la Chicorée sauvage & du Fumeterre, & en beuvez deux bons verres par jour, le Foye de loup & d'oye desseichez, en prendre de la poudre le poids d'un écu dans eau d'Armoise pendant vingt cinq jours, il est asseuré.

17. Pour la Jauniffe : ceux qui prendront quelque temps, dans un peu de vin blanc, ou confiture de la fiante blanche que font les poules, & de celle d'oye le poids d'un écu, gueriront infaillible-ment.

18. Pour le Flux hepatipue : il n'y a rien de si utile, que d'user souvent de l'extrait de foye de veau.

19. Pour la Diffenterie : faites une pâte avec du jus de graine de Sureau & de la farine de Seigle, la cuisez, puis faites imbiber dudit jus jusqu'à trois fois étant seiche, mettez-en le poids d'un écu en poudre, avec autant de muscade, & en prendre pendant trois jours avec un jaune d'œuf molet.

20. Pour la colique : il n'y a rien de plus sûr que la décoction d'Altea, qui a les feuilles fenduës, bûë un peu tiede,

appaiſe ce mal. On ſe ſert auſſi d'un bo-
yeau de Loup, mis en ceinture ſur la
chair.

21. Pour le Miſerere : certe maladie a
beſoin d'un habile Docteur : toutes-fois
au défaut, prenez jus de Centinodium
deux onces, & les faites avaler au malade. Les cliſteres, la balle raigule y ſont
propres, mais ſur tout dites Miſerere.

22. Pour la Ratte : douze grains de
Sel de Tamaris, pris les matins dans un
verre de vin d'Abſinte, & entre deux,
cinq ou ſix gouttes d'eſprit de Sel dans
l'eau de Geneuvre.

23. Pour la Pleureſie : le Camadoy
dans un boüillon, les fleurs de Vervai-
nes cuites & appliquées chaudement ſur
le mal : auſſi prendre douze grains de
dent de Sanglier dans trois onces d'eau
de Pavot rouge, & le faire ſeigner.

24. Pour les Vers : il n'eſt point de
remede à l'égal des Vers de terre bien lavez & ſeichez au four, en donner en
poudre aux enfans le poids d'un demy
écu.

25. Pour la Cangrene : leſdits Vers de
terre étans lavez & broyez, les appli-

querez comme cataplâme sur le mal, &
le changerez de six en six heures.

26. Pour les Hemorroïdes, feüilles
de Figuier, ou l'herbe appellée Scrofu-
laria, appliquée dessus, appaise la douleur.

27. Pour la Matrice : un peu d'Ail &
d'Aloës pilez ensemble, appliquez sur
le nombril, arrête la suffocation, atta-
chez un noüet de bonnes odeurs à la
cuisse.

28. Pour la Gravelle : l'eau tirée de
l'écorce verte, de jus de Citron, de chacun une once, & huile d'Amandes douces tirée nouvellement.

29. Pour la Peste, vous ne sçauriez
trouver rien de meilleur que nôtre E-
lectuaire, voicy un petit Theriaque des
Anciens, la moitié d'une noix, trois
feüilles de Rhuë, & un grain de Sel pris
à jeûn.

30. Pour les macules de la Face : faites un trou dans la racine de l'herbe appellée Vitis Alba Brione, sans l'arracher
de terre, la couvrez d'une tuille, & les
matins allez tirer avec une éponge l'hu-
midité qui s'y rencontre, laquelle vous

conserverez dans une phiole de verre
& en laver les taches du visage.

31. Pour les Verruës : prenez du jus
d'Eclaire, & en couchez par dessus apres
les avoir coupées

32. Pour blanchir les dents : l'Esprit
de Sel mis adroitement en œuvre, est
excellent, sinon, prenez os de Seiche,
pierre de Ponce, racines de Mauves en
poudre, de chacun une dragme, & y
mêlez du miel Rosat.

J'ay mis ces trois derniers Conseils,
qui semblent inutils aux Pauvres : je
trouve selon mon sens, qu'une Fille lai-
de & indigente, est doublement pauvre.

9 782019 949853